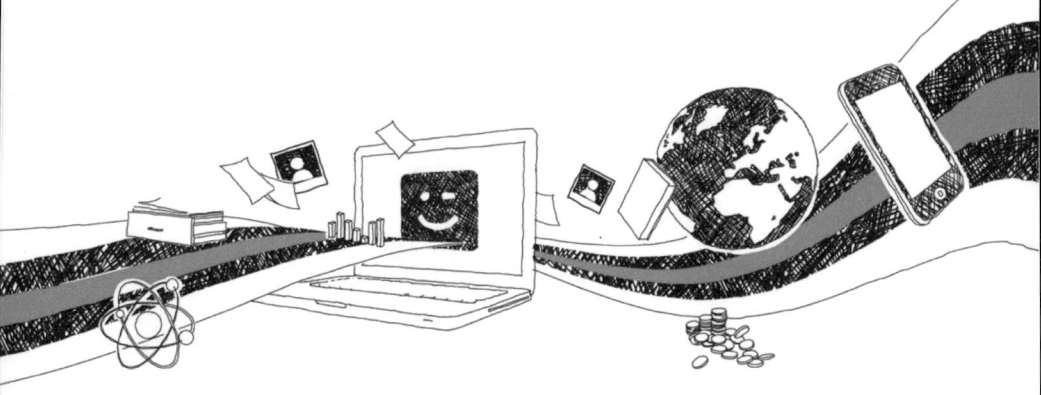
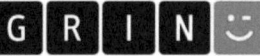

Qualitätssicherung und -management in den stationären Rehabilitationseinrichtungen Österreichs

GRIN ☺

Bibliografische Information der Deutschen Nationalbibliothek:

Die Deutsche Nationalbibliothek verzeichnet diese Publikation in der Deutschen Nationalbibliografie; detaillierte bibliografische Daten sind im Internet über http://dnb.d-nb.de abrufbar.

ISBN: 9783346655066
Dieses Buch ist auch als E-Book erhältlich.

© GRIN Publishing GmbH
Nymphenburger Straße 86
80636 München

Druck und Bindung: Books on Demand GmbH, Norderstedt Germany
Gedruckt auf säurefreiem Papier aus verantwortungsvollen Quellen

Das Buch bei GRIN: https://www.grin.com/document/1234659

Hochschule Fresenius

Fachbereich onlineplus

Studiengang: Management im Gesundheitswesen

Hausarbeit

Qualitätssicherung und -management in den stationären Rehabilitationseinrichtungen Österreichs

Modul: Pflege- und Rehabilitationsmanagement (M113)

Abgabedatum: 12.03.2022

Inhaltsverzeichnis

1 Einleitung

Dem Qualitätsmanagement (im Folgenden: QM) kommt in modernen Gesundheitseinrichtungen große Bedeutung zu. Durch die regelmäßige Erhebung des Status quo und der daraus folgenden Entwicklung von Verbesserungsmaßnahmen kann sichergestellt werden, dass im Sinne des Ökonomieprinzips, wie es § 133 Abs. 2 ASVG vorsieht, gehandelt wird. Durch die rechtliche Verankerung von Qualitätssicherungsmaßnahmen wird die Implementierung des QM im Gesundheitswesen nun weiter forciert. Mit dem im Jahr 2004 im Rahmen des Gesundheitsreformgesetzes verabschiedeten Gesundheitsqualitätsgesetz (GQG, 2004) wurden Qualitätssicherungsstandards in stationären und ambulanten Gesundheitseinrichtungen auch gesetzlich festgeschrieben. Dadurch soll gewährleistet werden, dass in ganz Österreich einheitlich nach zentral vorgegebenen Leitlinien gehandelt wird. Obwohl bereits vor der Verabschiedung des Gesetzes intern Maßnahmen zur Qualitätssicherung ergriffen wurden, verpflichten die nun definierten Vorgaben die betroffenen Einrichtungen zu einer regelmäßigen Berichterstattung und erhöhen damit deren Vergleichbarkeit und Transparenz. Demnach entsprechen diese neuen Richtlinien auch § 30a ASVG, welcher die „Förderung der Zweckmäßigkeit und Einheitlichkeit der Vollzugspraxis der Sozialversicherungsträger" vorschreibt.

Die vorliegende Arbeit widmet sich dem QM in stationären Rehabilitationseinrichtungen (im Folgenden: Reha-Einrichtungen) in Österreich. Die COVID-19-Pandemie trägt aufgrund der Vielzahl an Long-Covid-Betroffenen dazu bei, dass die Ressourcen in Reha-Einrichtungen derzeit stark beansprucht werden. Diese Situation wird sich im laufenden Jahr möglicherweise noch weiter zuspitzen (Jarosch & Koczulla, 2021, S. 247). Aus diesem Grund ist die Umsetzung eines effektiven QM-Systems gerade hier wichtig, um die gesetzlichen und internen Anforderungen trotz einer hohen Auslastung zu erfüllen und Patienten/Innen bestmöglich betreuen zu können. In diesem Zusammenhang lassen sich folgende Fragen stellen: Welche Maßnahmen werden derzeit für die Qualitätssicherung in stationären Reha-Einrichtungen getroffen? Welche weiteren Handlungsempfehlungen können daraus abgeleitet werden? Ziel dieser Hausarbeit ist es, anhand von wissenschaftlicher Literatur, gesetzlichen und normativen Qualitätsstandards und aktuellen Datenerhebungen ein umfassendes Bild über das QM in den stationären Reha-Einrichtungen Österreichs zu erhalten. Zur akkuraten Einschätzung der Ist-Situation wird aus diesem Grund der aktuellste Bericht über die Qualitätssysteme in österreichischen Reha-Einrichtungen herangezogen und dessen Datenmaterial interpretiert (GÖG, 2018). Anschließend sollen, im Abgleich mit der Forschungsliteratur, praktische Handlungsempfehlungen abgeleitet werden, welche die Qualitätssicherung in stationären Reha-Einrichtungen auch künftig garantieren können.

2 Hauptteil / Ergebnisse

Im Hauptteil werden die Ergebnisse dargestellt, die auch zugleich die Forschungsfrage beantworten sollen.

2.1 Definition und Funktion des Qualitätsmanagements

Um die in der Erhebung gewonnenen Daten der stationären Reha-Einrichtungen, die im Anschluss analysiert werden, besser einordnen zu können, werden nachfolgend die theoretischen Grundlagen des QM vorgestellt. Dafür werden in der Forschung diskutierte Definitionen und Erklärungsmodelle präsentiert und für Gesundheitseinrichtungen spezifische QM-Maßnahmen näher beleuchtet. Der Begriff „Qualität" ist etymologisch auf das lateinische *qualitas* für „Eigenschaft" oder „Beschaffenheit einer Einheit" zurückzuführen (Hensen, 2019, S. 13). Damit wird noch keine positive oder negative Wertigkeit impliziert, und auch die Kriterien, welche für die Beurteilung der Qualität heranzuziehen sind, werden nicht spezifiziert. Nach Kuntsche & Börchers (2017, S. 1f) ist gerade diese Unschärfe dafür verantwortlich, dass Begriffe des QM in der Forschung zwar breit diskutiert, bisher jedoch noch nicht einheitlich definiert sind. Qualität entstehe „nur in der Einheit von Methoden / Verfahren / Technik / Organisation und einer Geisteshaltung des Managements und der Mitarbeiter" (Kuntsche & Börchers, 2017, S. 1f). Zur Ermittlung der Qualität einer Leistung oder eines Produkts sei stets ein Abgleich zwischen verpflichtenden, intern festgelegten oder gesellschaftlich vorausgesetzten Anforderungen und dem Erfüllungsgrad dieser Anforderungen vonnöten (Hensen, 2019, S. 18). Dies erfolgt in der Medizin oftmals durch softwaregestützte Systeme. Heymann (2015, S. 449) kritisiert in diesem Zusammenhang die „Neo-Liberalisierung" der Qualität im Gesundheitswesen.

Qualität verkomme immer mehr zu einem „Indikator für die wirtschaftlichen Interessen desjenigen, der die aktuellen Vorgaben erstellt hat" (Heymann, 2015, S. 449). Dies ist jedoch nicht ausnahmslos der Fall, denn die Erfüllung der Anforderungen beziehungsweise Erwartungen ist gemäß Kuntsche & Börchers (2017, S. 2) auch in hohem Maße von der Wahrnehmung durch Kunden/Innen bestimmt. Hensen (2019, S. 16) nennt ebenfalls die Bedeutsamkeit der Beurteilung durch Kunden/Innen. Vor allem subjektive Qualitätsmerkmale, die meist durch Befragungen erhoben werden und das individuelle Erleben der Patienten/Innen miteinbeziehen seien hierbei hervorzuheben (z. B. das Schmerzerleben oder die Freundlichkeit des Personals). Objektive Qualitätsmerkmale können hingegen mithilfe geeigneter Analysewerkzeuge gemessen und überprüft werden, wie zum Beispiel das Qualifikationsniveau des Personals oder die Wartezeit vor Untersuchungen (Hensen, 2019, S. 16).

Die zu erfüllenden Qualitätsanforderungen können dabei extern vorgegeben oder einrichtungsintern festgelegt sein (Farin & Jäckel, 2011, S. 177). Die Erfüllung der Standards wird in beiden Fällen durch die Qualitätssicherung gewährleistet. Die externe Qualitätssicherung handelt in erster Linie von der Messung und Auswertung von vordefinierten Qualitätsindikatoren (Farin & Jäckel, 2011, S. 177). Als extern initiierte Maßnahmen der Qualitätssicherung fungieren vorrangig gesetzliche Regelungen, die in Österreich im Rahmen des ASVG bzw. des GQG festgelegt sind. Im Gegensatz dazu wird ein internes QM selbstständig innerhalb eines Unternehmens oder einer Organisation realisiert. Die Schaffung von Strukturen, die ein leistungsfähiges QM ermöglichen soll, beispielsweise durch die Übertragung von Verantwortlichkeiten auf eigens dafür ernannte Qualitätsbeauftragte, oder die Einrichtung einer „Taskforce" zum QM, welche die Qualitätsziele und -prinzipien der jeweiligen Organisation definiert und transparent kommuniziert, sind an dieser Stelle zu erwähnen. Wichtig ist hierbei jedoch, dass die Entwicklung des Leitbilds interdisziplinär erfolgt und alle Mitarbeiter/Innen schließlich über die Ergebnisse informiert werden (Welz-Spiegel, 2017, S. 12). Als Grundlage für ein internes QM werden oftmals nationale und internationale Standards wie die ÖNORM der Austrian Standards International (ASI) oder die International Organization for Standardization (ISO) herangezogen. Diese Standards sind jedoch, anders als die jeweils gültigen Rechtsvorschriften, keineswegs verpflichtend. Vielmehr geben sie einen Handlungsrahmen vor, innerhalb dem Organisationen zudem Zertifizierungen erlangen können. Da es sich bei einer Zertifizierung um eine offizielle und externe Bestätigung für die Dokumentation und Implementation eines QM-Systems handelt, werden dadurch auch die Transparenz und die Reputation der jeweiligen Einrichtung erhöht (Frodl, 2019, S. 267). Weniger in Diskussion, jedoch gerade für das Gesundheitswesen relevant sind gesellschaftliche Erwartungen an die Qualität der Versorgung und Leistungserbringung. Hensen (2019, S. 18) nennt hier beispielsweise Grundsätze wie fachgerechtes Handeln, die Achtung der Menschenwürde oder die Orientierung am Wohl der Patienten/Innen.

In Zusammenhang mit einem leistungsfähigen QM werden oftmals wirtschaftliche Konzepte wie der kontinuierliche Verbesserungsprozess (KVP) erwähnt. Bei diesen Modellen steht die Prozessoptimierung auf allen Ebenen des Unternehmens oder der Organisation im Vordergrund. Anders als bei einer Ergebnisorientierung geht es darum, bereits durch kleine Änderungen effektiver und effizienter zu handeln. Dieser Prozess wird niemals als abgeschlossen, sondern als sich stets wiederholender Zyklus erachtet (Hensen, 2019, S. 91ff). Insbesondere im Gesundheitswesen ist zur Gewährleistung einer optimalen Versorgung ein Fokus auf das QM zu legen. Nach Frodl (2019, S. 266) beinhaltet ein QM-System in dieser Branche die Organisationsstruktur sowie die Verfahren, Prozesse und Mittel, die zur Erfüllung der medizinischen Qualitätsanforderungen vonnöten sind. Durch die Steuerung und Kontrolle jener Aspekte, welche die Qualität der Leistungserbringung beeinflussen, können potentielle Fehler vermieden werden (Frodl, 2019, S. 266).

Als Qualitätsmodell ist im Gesundheitswesen gemäß Kuntsche & Börchers (2017, S. 3) vor allem jenes nach Avis Donabedian (1966) verbreitet, das zwischen einer Struktur-, einer Prozess- und einer Ergebnisqualität unterscheidet. Die Strukturqualität bezieht sich dabei auf die herrschenden Rahmenbedingungen, innerhalb der die Leistung erbracht wird, die Prozessqualität auf die Aktivitäten im Zuge des Versorgungsprozesses und die Ergebnisqualität auf die Veränderung des Gesundheitszustands durch die Leistungserbringung. Das Modell definiert weiters fünf Qualitätskriterien, die bei der Qualitätskontrolle zu berücksichtigen sind (Kuntsche & Börchers, 2017, S. 3):

1) Bewertung und Messung der Kundenzufriedenheit
2) Vermeidung von Fehlern und Reduktion von deren Lebensdauer
3) Gestaltung und Umsetzung der Unternehmensabläufe
4) Ausrichtung auf Qualität bereits bei der Planung
5) Integration des QM in die gesamte Wertschöpfungskette

Zur besseren Einschätzung der Behandlungsqualität ist weiters eine regelmäßige und zeitnahe Erhebung von Kennzahlen erforderlich. Diese sollen einerseits die Einschätzung der Patienten/Innen zur Messung der Kundenzufriedenheit, andererseits auch die Beurteilung tatsächlich erbrachter Leistungen (z. B. durch eine Ermittlung der Fehlerhäufigkeit) beinhalten. Doch auch Finanzkennzahlen dürfen bei einer Kennzahlenanalyse nicht außer Acht gelassen werden (Knon, Janetz & Kamiske, 2019, S. 7f).

2.2 Gesetzliche und normative Qualitätsstandards

Nachfolgend sollen die gesetzlichen und normativen Grundlagen der Qualitätssicherung in österreichischen Gesundheitseinrichtungen beleuchtet werden. Während gesetzliche Vorgaben verpflichtend einzuhalten sind, ist die Umsetzung normativer Qualitätsstandards, beispielsweise der ÖNORM, fakultativ und kann als Handlungsrahmen herangezogen werden. Da hierfür einige nationale und internationale Leitfäden vorhanden sind, wird nachfolgend lediglich eine Auswahl davon vorgestellt. Als gesetzliche Grundlage zur Definition von Umfang und Art der Leistungserbringung im Gesundheitswesen dient das erstmals 1955 verabschiedete ASVG. Spezifisch für die Qualität in Gesundheitseinrichtungen wie Reha-Zentren fungiert in Österreich das 2004 beschlossene Gesundheitsqualitätsgesetz (GQG). In § 2 GQG wird Qualität definiert als der „Grad der Erfüllung der Merkmale von patientinnen- und patientenorientierter, transparenter, effektiver und effizienter Erbringung der Gesundheitsleistung. Die zentralen Anliegen in diesem Zusammenhang sind die Optimierung von Strukturqualität, Prozessqualität und Ergebnisqualität". Diese drei Dimensionen der Qualität wurden bereits im Modell nach Donabedian erwähnt. Gemäß dem GQG ist es demnach wichtig, stets im Sinne des Patientenwohls zu handeln, ohne jedoch das Wirtschaftlichkeitsprinzip (die Effizienz) beziehungsweise den Zielerreichungsgrad (die Effektivität) außer Acht zu lassen.

Seit 2014 ist zur Realisierung eines transparenten Vorgehens von stationären und ambulanten Gesundheitseinrichtungen ein regelmäßiger Bericht über die Erfüllung der Qualitätsanforderungen zu erstellen. Dafür wurden in § 6 GQG folgende drei Grundsätze definiert, die bei der Dokumentation und Datenmeldung eingehalten werden sollen: (1) die Festlegung und Erfassung relevanter Daten, (2) die Sicherstellung der österreichweiten Erfassung (z. B. durch ein zentrales Meldesystem, wie es durch die Qualitätsplattform der Gesundheit Österreich GmbH ermöglicht wird) sowie (3) die Geringhaltung des damit einhergehenden administrativen Aufwands, beispielsweise durch die Heranziehung bereits bestehender Daten. Weitere Vorgaben wie Datenmenge und -qualität, Berichtszeitraum oder -zeitpunkt werden durch den Bundesminister festgelegt.

Eine weitere nationale, jedoch nicht verpflichtende Vorgabe betrifft beispielsweise die ÖNORM EN 15224. Diese stellt einen Standard für Dienstleistungen in der Gesundheitsversorgung dar, der auf den Anforderungen nach ISO 9001, der internationalen Norm für QM-Systeme, aufbaut und diese spezifisch auf das Gesundheitswesen überträgt. Als Qualitätsmerkmale werden hierbei elf Parameter festgelegt und beschrieben. Diese wären: angemessene und richtige Versorgung, Verfügbarkeit, Kontinuität der Versorgung, Wirksamkeit, Effizienz, Gleichheit, evidenz- beziehungsweise wissensbasierte Versorgung, patientenorientierte Versorgung unter Beachtung ihrer physischen, psychischen und körperlichen Unversehrtheit, Einbeziehung der Patienten/Innen, Patientensicherheit, sowie Rechtzeitigkeit beziehungsweise Zugänglichkeit (Kuntsche & Börchers, 2017, S. 167). Ein Abgleich mit dem GQG zeigt, dass sich hier einige Überschneidungen ergeben, beispielsweise die Orientierung an den Patienten/Innen, der Grundsatz der Effizienz (Wirtschaftlichkeitsprinzip) oder das Handeln auf dem neuesten Stand der medizinischen Forschung. Doch auch internationale Standards zum QM können einrichtungsintern verwirklicht werden.

2.3 Aktuelle Datenerhebung und -interpretation

Eine gesetzliche Vorgabe, welche die Erfüllung der Qualitätsanforderungen in den stationären Reha-Einrichtungen Österreichs sicherzustellen versucht, ist die regelmäßige Datenerhebung zum QM anhand eines vorgegebenen Fragebogens. Zu betonen ist hier jedoch, dass die Fragen von einem/-r einrichtungsinternen Qualitätsbeauftragen beantwortet werden. Eine externe Prüfung der Angaben kann gemäß § 8 GQG zusätzlich erfolgen. Im Jahr 2018 nahmen alle 84 stationären Reha-Einrichtungen Österreichs an dieser Erhebung, durchgeführt vom Bundeministerium für Soziales, Gesundheit, Pflege und Konsumentenschutz (BMASGK), teil. Die nachfolgende Analyse stützt sich bereits auf die Daten von 2017, da neuere Daten bisher noch nicht publiziert wurden. Angesichts dessen, dass die Berichterstattung im Normalfall alle zwei bis drei Jahre durchgeführt wurde, ist anzunehmen, dass die COVID-19-Pandemie in den vergangenen beiden Jahren die regulären Vorgänge gestört hat. Im Folgenden sollen deshalb die Daten der zuletzt verfügbaren Erhebung dargestellt und hinsichtlich ihrer Erfüllung der im GQG definierten Anforderungen der Struktur-, Prozess- und Ergebnisqualität interpretiert werden. Vor allem jene Bereiche, in denen Verbesserungspotentiale deutlich werden, sollen dabei im Fokus stehen.

2.3.1 Strukturqualität

In § 2 GQG (2004) wird Strukturqualität definiert als die „Summe sachlicher und personeller Ausstattung in quantitativer und qualitativer Hinsicht". Da der Datenerhebung jedoch keine Informationen über die verfügbaren Ressourcen zu entnehmen sind, sollen hier die bereits vorhandenen QM-Strukturen beleuchtet werden. Grundsätzlich zeigt die Datenerhebung, dass ein leistungsfähiges QM bereits bei einem Großteil der Häuser umgesetzt wird. Insgesamt haben 99 Prozent beziehungsweise 96 Prozent der stationären Reha-Einrichtungen ein Leitbild oder eine Qualitätsstrategie festgelegt. Dies ist nach Welz-Spiegel (2017, S. 12) eine Grundanforderung für ein funktionierendes QM-System. 81 Prozent jener Einrichtungen, die eine Qualitätsstrategie definiert haben, arbeiten zur Messung der Erreichung der Qualitätsziele mit Kennzahlen. Die Erhebung zeigt zudem, dass das QM bereits bei einem Großteil der Reha-Zentren (88 Prozent) durch Mitarbeiter/Innen mit entsprechender Ausbildung (z. B. als Qualitätsmanager/Innen oder einer Qualitätssicherungskommission) strukturell verankert ist. Mitarbeiter/Innen mit einer Ausbildung im Risikomanagement (RM) gibt es jedoch nur in zwei Drittel der Einrichtungen. Meist werden das QM und das RM einrichtungsweit von einer zentralen Stelle koordiniert (GÖG, 2018, S. 6). Auch haben mehr als drei Viertel der Einrichtungen mindestens ein Qualitätsmodell implementiert. Am häufigsten werden internationale Standards wie die ISO genannt, doch auch einrichtungseigene QM-Systeme sind gängig (GÖG, 2018, S. 10). Ein Beispiel für Zweiteres ist das QM-System der AUVA, das für alle Unfallkrankenhäuser und Reha-Einrichtungen Österreichs konzipiert wurde und auf dem KVP aufbaut (AUVA, 2022). 96 Prozent aller stationären Reha-Einrichtungen folgen dem Modell des KVP, das Datenmaterial wie Befragungen von Patienten/Innen und Mitarbeiter/Innen, Hygienedaten oder interne wie externe Audits einbezieht (GÖG, 2018, S. 17).

Die Strukturqualität in stationären Reha-Einrichtungen in Österreich ist demnach in den meisten Bereichen von hoher Qualität.

2.3.2 Prozessqualität

Die Prozessqualität wird in § 2 GQG (2004) definiert als „Arbeitsabläufe und Verfahrensweisen, die nach nachvollziehbaren und nachprüfbaren Regeln systematisiert

6

erfolgen und dem Stand des professionellen Wissens entsprechen, regelmäßig evaluiert und kontinuierlich verbessert werden." Diese Arbeitsabläufe betreffen beispielsweise Aufnahme- und Entlassungsverfahren, das Verhalten im Notfall oder interne Richtlinien oder wie mit den Empfehlungen von Qualitätsbeauftragten umzugehen ist. Wie die Erhebung zeigt, ist in 100 Prozent der Einrichtungen ein ausgearbeitetes Konzept für Notfälle, die Bereitstellung von Notfallequipment und Notfallschulungen ersichtlich. Ebenfalls ist zwar in 99 Prozent der Einrichtungen ein strukturiertes Aufnahmemanagement, ein Entlassungsmanagement jedoch nur bei weniger als zwei Drittel (60 Prozent) angegeben. Den Vorgaben der Bundesleitlinie zum Aufnahme- und Entlassungsmanagement (BQLL AUFEM) folgen hierbei nur 53 Prozent beziehungsweise 66 Prozent jener Häuser, die ein solches eingerichtet haben (GÖG, 2018, S. 11). Auch nur in etwas mehr als der Hälfte der Einrichtungen gibt es eine interne Vorgabe in schriftlicher Form, wie mit den Empfehlungen der Qualitätsbeauftragen umzugehen ist (GÖG, 2018, S. 6). Die Erhebung lässt im Hinblick auf das RM ebenfalls Verbesserungspotential erkennen. Der Großteil der Einrichtungen (86 Prozent) führt eine Risikoanalyse durch, deren Prüfung im Rahmen eines Risikoaudits wird jedoch nur von 24 Prozent angewandt. Als Teil des RM wird auch eine Fehleranalyse, welche die häufigsten Fehlerursachen ermittelt und dabei hilft, diese zu beseitigen, nur in etwas mehr als einem Viertel der Einrichtungen (26 Prozent) durchgeführt (GÖG, 2018, S. 15). Ein systematisches Fehlermanagement würde jedoch die Sicherheit der Patienten/Innen und Mitarbeiter/Innen wesentlich erhöhen und die Abläufe effektiver und effizienter gestalten (Frodl, 2019, S. 266).

Um die Anforderungen an die Prozessqualität optimal erfüllen zu können, sind nicht nur interne Leitlinien zu Verfahrensabläufen auszuarbeiten. Zusätzlich ist die kontinuierliche Schulung des Personals vonnöten, um die korrekte Umsetzung der Vorgaben auf dem aktuellen Stand der Wissenschaft zu gewährleisten. Es gibt jedoch lediglich bei drei Viertel der Einrichtungen ein Konzept zur Personalentwicklung und zur betrieblichen Gesundheitsförderung (GÖG, 2018, S. 14). Insbesondere hinsichtlich der psychischen Gesundheit des Personals sind Mängel zu erkennen. Nur 36 Prozent der Häuser bieten jenen Mitarbeitern/Innen, die an Fehlern und Zwischenfällen beteiligt waren und durch dieses Ereignis als „second victims" traumatisiert werden, Unterstützung an (Strametz et al., 2020, S. 264).

Auch Schulungen zu Patientenrechten gibt es nur bei weniger als der Hälfte der Einrichtungen. Zwar geben 85 Prozent an, regelmäßige Mitarbeiterbefragungen durchzuführen, doch mehr als die Hälfte davon finden nur alle zwei bis fünf Jahre statt (GÖG, 2018, S. 13f). Dies ist für die Einschätzung der aktuellen Situation der Mitarbeiter/Innen ein relativ langer Zeitraum.

2.3.3 Ergebnisqualität

Unter Ergebnisqualität versteht § 2 GQG „[m]essbare Veränderungen des professionell eingeschätzten Gesundheitszustandes, der Lebensqualität und der Zufriedenheit einer

Patientin / eines Patienten bzw. einer Bevölkerungsgruppe als Ergebnis bestimmter Rahmenbedingungen und Maßnahmen." Diese Orientierung an den Patienten/Innen ist in der Erhebung augenscheinlich. In ausnahmslos allen Einrichtungen werden regelmäßige Befragungen von Patienten/Innen durchgeführt und diese auch auf ihre Rechte aufmerksam gemacht. Auch ist ein spezielles Beschwerde- und Feedbackmanagement ausgearbeitet, das die Patienten/Innen nutzen können (GÖG, 2018, S. 13). Zudem wird auf die Sicherheit der Daten geachtet. 100 Prozent der Einrichtungen geben an, dass das Personal über die Verschwiegenheitspflichten informiert wurde, dass Daten vor unbefugtem Zugriff geschützt sind und, dass Maßnahmen getroffen wurden, die deren Verlust verhindern. Angesichts der Bestimmungen in § 2 GQG, das Qualität als den „Grad der Erfüllung der Merkmale von patientinnen- und patientenorientierter [...] Erbringung der Gesundheitsleistung" definiert, ist dieser Fokus auf Patienten/Innen in jedem Fall erforderlich. Um die Patientensicherheit zu erhöhen, ist ein interaktives EDV-System zur Medikationssicherheit zielführend. Ein solches wird jedoch nur in insgesamt 39 Prozent der Einrichtungen genutzt (GÖG, 2018, S. 15).

Wie aus der Erarbeitung der theoretischen Grundlagen zum QM deutlich wurde, kommt der Kennzahlenanalyse große Bedeutung zu (Knon, Janetz & Kamiske, 2019, S. 7f). Zwar gaben 81 Prozent der stationären Reha-Einrichtungen in der Erhebung an, mit Kennzahlen zu arbeiten, doch nur drei Viertel davon kontrollieren diese bezüglich der Zielerreichung (GÖG, 2018, S. 5). Ohne die Durchführung eines Soll-Ist-Vergleichs ist die Erhebung von Kennzahlen jedoch wenig zielführend, denn nur dadurch kann schließlich die Beurteilung der Ergebnisqualität, das heißt die messbare Veränderung des Gesundheitszustandes oder der Zufriedenheit der Patienten/Innen anhand geeigneter Qualitätsindikatoren (GQG, 2004), sichergestellt werden. Auch hinsichtlich der Dokumentation interner Erhebungen gibt es Verbesserungsbedarf. 74 Prozent der Einrichtungen verfassen, zusätzlich zur gesetzlichen Anforderung, einen eigenen Qualitätsbericht. Dem Grundsatz der Transparenz wird jedoch nur bei etwas mehr als einem Viertel der Häuser (37 Prozent) entsprochen, da nur diese den Bericht auch veröffentlichen (GÖG, 2018, S. 12). Ein noch deutlicherer Unterschied zeigt sich bei der Erstellung eines Hygieneberichts. Obwohl 85 Prozent der Häuser einen solchen Bericht erstellen, wird er nur von 3 Prozent der Häuser publiziert (GÖG, 2018, S. 16).

2.4 Handlungsempfehlungen zur Qualitätssicherung

Aufbauend auf das im vorhergehenden Kapitel vorgestellte Datenmaterial sollen im Folgenden aus den gewonnenen Erkenntnissen Handlungsempfehlungen zur Qualitätssicherung abgeleitet werden. Angesichts der mangelnden Aktualität der zur Verfügung stehenden Daten können keine Aussagen darüber getroffen werden, inwiefern die COVID-19-Pandemie in den letzten beiden Jahren die Strukturen und Abläufe in den stationären Reha-Einrichtungen beeinflusst hat. Studien lassen in jedem Fall darauf schließen, dass die Zahl an zu versorgenden Patienten/Innen zugenommen hat beziehungsweise noch zunehmen wird, weshalb ein systematisches QM auch künftig an Bedeutung gewinnen wird (Jarosch & Koczulla, 2021, S. 243). Die Erhebung hat gezeigt, dass im Bereich des RM Verbesserungspotentiale zu erkennen sind. Zum einen gibt es in vielen stationären Reha-Einrichtungen keine Mitarbeiter/Innen mit einer entsprechenden Ausbildung, da die Aufgaben des RM gleichzeitig von den Qualitätsbeauftragen übernommen werden. Zum anderen werden Instrumente des RM wie Fehleranalysen sowie Risikoaudits nur unzureichend genutzt (GÖG, 2018, S. 15). Diese wären in der stationären Versorgung jedoch essentiell (Hensen, 2019, S. 398). Es ist deshalb anzudenken, in jenen Einrichtungen, in denen das QM und das RM von einer zentralen Stelle übernommen werden, zusätzliche RM-Beauftragte zu bestimmen und entsprechende Fortbildungen in diesem Bereich zu organisieren. So können das QM und das RM voneinander getrennt und Verantwortlichkeiten gestreut werden. Dies führt zu einer Erhöhung der Patienten- bzw. Mitarbeitersicherheit. Aus der Erhebung ging weiters deutlich hervor, dass bereits jetzt ein Großteil der Einrichtungen mit Kennzahlen arbeitet, dass diese jedoch nicht hinsichtlich der Zielerreichung überprüft werden. Angesichts dessen, dass 96 Prozent der Einrichtungen eine QM-Strategie und somit auch Ziele definiert haben, ist es sinnvoll, auch den Erfüllungsgrad der Anforderungen bzw. die Abweichung vom gewünschten Ergebnis zu prüfen (GÖG, 2018, S. 6).

Dadurch, dass kein Soll-Ist-Vergleich zwischen Zielen und tatsächlichen Resultaten durchgeführt wird, wird die Ergebnisqualität vermindert. Anzustreben ist deshalb nicht nur die regelmäßige und zeitnahe Erhebung der Kennzahlen, sondern auch deren Interpretation in Abgleich mit den vordefinierten Zielen. Um dem Grundsatz der Transparenz, der in § 2 GQG definiert ist, zu entsprechen, ist zu empfehlen, auch einrichtungsinterne Qualitätsberichte zu veröffentlichen. Dies erfolgt derzeit nur bei 37 Prozent der stationären Reha-Einrichtungen beziehungsweise hinsichtlich des Hygieneberichts nur bei 3 Prozent der Häuser (GÖG, 2018, S. 12ff).

Da jedoch alle relevanten Stakeholder über das Leistungsgeschehen in den Einrichtungen informiert sein sollen und dies auch erwarten, ist die Publikation der Berichte zur Erreichung von größtmöglicher Transparenz anzustreben (Hensen, 2019, S. 505). Zudem sind nach Hensen (2019, S. 520) Qualitätsberichte „nicht nur Instrumente der Erkenntnisgewinns, sondern auch Instrumente der Intervention". Wenn also die Berichte systemische Defizite aufzeigen, können auch externe Stakeholder (z. B. die Politik) darauf reagieren und durch Interventionen zur Qualitätssicherung beitragen. Zur Gewährleistung einer patientenorientierten Versorgung nach § 2 GQG und zur Erhöhung der Patientensicherheit ist zusätzlich vonnöten, einen Fokus auf das Personal zu legen. Da nur circa ein Drittel der Einrichtungen Mitarbeiter/Innen mindestens einmal jährlich befragen, sind regelmäßigere Befragungen in jedem Fall zielführend (GÖG, 2018, S. 14). Denn durch die direkte Arbeit mit den Patienten/Innen sind Mitarbeiter/Innen über etwaige Versorgungs- und Sicherheitsmängel bestens informiert und können diese an deren Vorgesetzte weiterleiten. Zudem ist auch auf die psychische Gesundheit der Behandelnden zu achten. Da derzeit nur rund ein Drittel der Häuser sogenannten „second victims" Unterstützung anbietet (GÖG, 2018, S. 14), sind hier Angebote zu entwickeln, um etwaige Ausstiege aus dem Gesundheitsberuf zu verhindern. Strametz et al. (2020, S. 266f.) nennen hierfür eine Reihe an leicht umzusetzenden Maßnahmen, die helfen können, die Effekte von Second-Victim-Traumatisierungen zu vermindern (z. B. Gespräche, Bestätigungen der fachlichen Kompetenz, Beteiligung an der Fehleranalyse).

3 Zusammenfassung der Ergebnisse und Fazit

Die stationären Reha-Einrichtungen Österreichs werden in den kommenden Jahren verschiedenen Herausforderungen begegnen, angefangen bei der Finanzierung bis hin zum bereits jetzt bestehenden Personalmangel im Gesundheitswesen. Besonders unmittelbare Schwierigkeiten bereiten den Einrichtungen jedoch die Auswirkungen der COVID-19-Pandemie, welche das Leistungsangebot aufgrund fehlender Ressourcen bereits jetzt einschränkt. Aus diesen Gründen ist hier die Umsetzung eines leistungsfähigen und effektiven QM gefordert, das die Erfüllung der Anforderungen von verschiedenen Interessengruppen (Politik, Gesellschaft, Mitarbeiter/Innen und Patienten/Innen) sicherstellt.

In der vorliegenden Arbeit wurden Qualitätssicherung und -management in den stationären Reha-Einrichtungen Österreichs beleuchtet. Zu diesem Zweck wurden zunächst die theoretischen Grundlagen zum QM generell erörtert, bevor auf die gesetzlichen Vorgaben in Österreich und normative Qualitätsstandards eingegangen wurde. Anschließend wurde die offizielle Berichterstattung zum QM in stationären Reha-Einrichtungen aus dem Jahr 2017 anhand der im Gesundheitswesen üblichen drei Qualitätsdimensionen der Struktur-, Prozess- und Ergebnisqualität analysiert. Diese Analyse hat Verbesserungspotential vor allem im Bereich der Prozess- und Ergebnisqualität gezeigt. Am dringendsten erscheint hier die Einführung eines leistungsfähigen RM-Systems zu sein, das mithilfe regelmäßiger Fehleranalysen und Risikoaudits die Patientensicherheit erhöht sowie die Effizienz der internen Prozesse steigert. Neben den Patienten/Innen sind jedoch auch die Mitarbeiter/Innen als wertvolle Ressourcen wertzuschätzen und durch konkrete Maßnahmen vor Überlastung, Fehlern oder Informationsverlust zu schützen. Derzeit haben nur wenige Einrichtungen eine derartige Strategie implementiert, was einen gravierenden Mangel in deren RM darstellt. Aus wirtschaftlicher Sicht ist auch der Umgang mit den ermittelten Kennzahlen und Qualitätsindikatoren durch den regelmäßigen Abgleich mit den in der QM-Strategie vordefinierten Zielen zu verbessern, um die Ergebnisqualität zu erhöhen.

Inwiefern nun die COVID-19-Pandemie Auswirkungen auf die QM-Systeme der stationären Einrichtungen hatte beziehungsweise hat, kann aufgrund der fehlenden Datenerhebung in diesem Zeitraum nicht adäquat beurteilt werden. Auch ungeachtet der Pandemie ist es für Reha-Einrichtungen jedoch stets vonnöten, die internen Prozesse im Sinne einen KVP zu verbessern und unter Berücksichtigung des Patientenwohls, effizient und effektiv zu handeln. Dies kann nur durch die Implementation eines leistungsfähigen QM-Systems gewährleistet werden, das von qualifizierten Mitarbeitern/Innen erstellt und in der betrieblichen Praxis angewandt wird.

4 Literaturverzeichnis

AUVA (2022). *Qualitätsmanagement.* Verfügbar unter: https://www.auva.at/cdscontent/?contentid=10007.670949 (08.03.2022).

Bundesgesetz zur Qualität von Gesundheitsleistungen – GQG (2004). *BGBl. I Nr. 179/2004, in der geltenden Fassung.* Verfügbar unter: https://www.ris.bka.gv.at/GeltendeFassung.wxe?Abfrage=Bundesnormen&Gesetzesnummer =20003883 (06.03.2022).

Farin, E. & Jäckel, W. H. (2011). Qualitätssicherung und Qualitätsmanagement in der medizinischen Rehabilitation. *Bundesgesundheitsblatt – Gesundheitsforschung – Gesundheitsschutz,* 54, S. 176 - 184.

Frodl, A. (2019). *Betriebshandbuch für Gesundheitseinrichtungen. Leitfaden für das Regelwerk von Gesundheitsbetrieben.* Wiesbaden: Springer Gabler.

Gesundheit Österreich GmbH - GÖG (2018). *Qualitätssysteme in stationären Rehabilitationseinrichtungen (Berichtsjahr 2017).* Verfügbar unter: https://qualitaetsplattform.goeg.at/#/service/berichte (06.03.2022).

Gesundheit Österreich GmbH – GÖG (2018). *Kriterien zur Erfüllung der Mindestanforderungen an Qualitätsmanagement (Berichtsjahr 2017).* Verfügbar unter: https://qualitaetsplattform.goeg.at/backend/Downloads/Servicebereicht/Kriterien_zur_Erf%C3 %BCllung_der_MA_an_QM_Reha_2017.pdf (06.03.2022).

Hensen, P. (2019). *Qualitätsmanagement im Gesundheitswesen. Grundlagen für Studium und Praxis* (2. überarbeitete und erweiterte Auflage). Wiesbaden: Springer Gabler.

Heymann, W. (2015). Zur Qualität in der Rehabilitation. *Manuelle Medizin,* 53 (6), S. 447 - 452.

Jarosch, I. & Koczulla, A. R. (2021). Rehabilitation nach COVID-19-Erkrankung. *Sports Orthopaedics and Traumatology,* 37 (3), S. 242 - 248.

Knon, D., Janetz, G. & Kamiske, G. (2019). *Qualitätsmanagement in der Rehabilitation.* München: Carl Hanser.

Kuntsche, P. & Börchers, K. (2017). *Qualitäts- und Risikomanagement im Gesundheitswesen. Basis- und integrierte Systeme, Managementsystemübersichten und praktische Umsetzung.* Berlin: Springer.

Strametz, R., Raspe, M., Ettl, B., Huf, W. & Pitz, A. (2020). *Handlungsempfehlung: Stärkung der Resilienz von Behandelnden und Umgang mit Second Victims im Rahmen der COVID-19-Pandemie zur Sicherung der Leistungsfähigkeit des Gesundheitswesens.* Verfügbar unter: https://www.plattformpatientensicherheit.at/download/themen/covid-19/20200504-HE-Second-Victim.pdf (10.03.2022).

Welz-Spiegel, C. (2017). *Qualitätsmanagement in Rehabilitationseinrichtungen: Ein Praxisleitfaden zur Umsetzung der Richtlinien der BAR und DIN EN ISO 9001:2015.* Stuttgart: Kohlhammer.

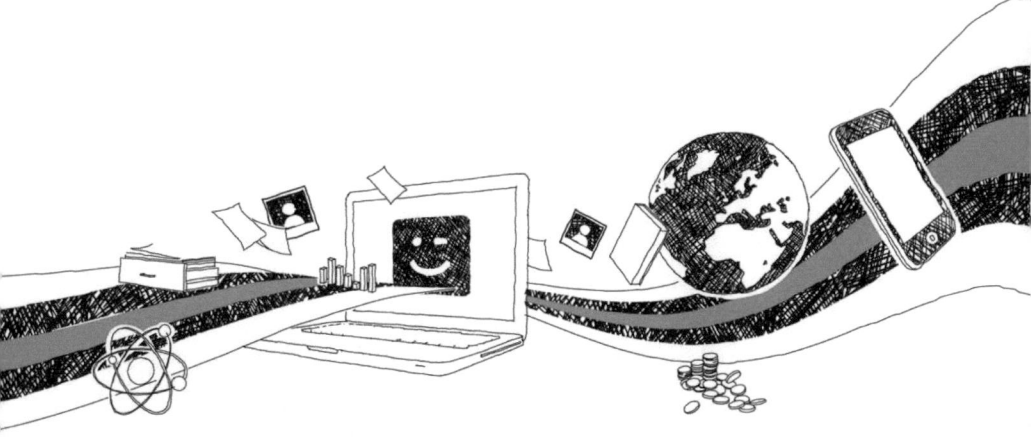
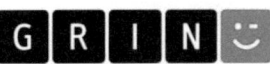